BEI GRIN MACHT SICH IHR WISSEN BEZAHLT

- Wir veröffentlichen Ihre Hausarbeit,
  Bachelor- und Masterarbeit

- Ihr eigenes eBook und Buch -
  weltweit in allen wichtigen Shops

- Verdienen Sie an jedem Verkauf

Jetzt bei www.GRIN.com hochladen und kostenlos publizieren

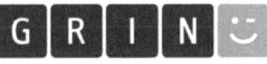

Bibliografische Information der Deutschen Nationalbibliothek:

Die Deutsche Bibliothek verzeichnet diese Publikation in der Deutschen National-
bibliografie; detaillierte bibliografische Daten sind im Internet über http://dnb.d-
nb.de/ abrufbar.

Dieses Werk sowie alle darin enthaltenen einzelnen Beiträge und Abbildungen
sind urheberrechtlich geschützt. Jede Verwertung, die nicht ausdrücklich vom
Urheberrechtsschutz zugelassen ist, bedarf der vorherigen Zustimmung des Verla-
ges. Das gilt insbesondere für Vervielfältigungen, Bearbeitungen, Übersetzungen,
Mikroverfilmungen, Auswertungen durch Datenbanken und für die Einspeicherung
und Verarbeitung in elektronische Systeme. Alle Rechte, auch die des auszugsweisen
Nachdrucks, der fotomechanischen Wiedergabe (einschließlich Mikrokopie) sowie
der Auswertung durch Datenbanken oder ähnliche Einrichtungen, vorbehalten.

Impressum:

Copyright © 2017 GRIN Verlag
Druck und Bindung: Books on Demand GmbH, Norderstedt Germany
ISBN: 9783668759176

Dieses Buch bei GRIN:

https://www.grin.com/document/434194

Stephanie Krüger

Mitarbeiterstruktur und -motivation, Nonprofit-Organisationen und konstitutive Elemente von öffentlichen Unternehmen. Entwicklungen im Gesundheitssektor und Herausforderungen

GRIN Verlag

Einsendeaufgabe

Spezielle Aspekte der Gesundheitswirtschaft Alternative C

Abgegeben am 19.02.2018
SRH Fernhochschule

Modul: Spezielle Aspekte der Gesundheitswirtschaft
Studiengang: Gesundheitsmanagement (B.A.)

Von:
Stephanie Krüger
Studiengang: Gesundheitsmanagement (B.A.)

2

Inhaltsverzeichnis

Abkürzungsverzeichnis

Abbildungsverzeichnis

1 Aufgabe C1

1.1 Definition Nonprofit-Organisation

Eine auf verschiedene Länder anwendbar Definition, die eine Nonprofit-Organisationen (NPO) klar von anderen Organisationen abgrenzt, wurde erst innerhalb des Johns Hopkins Comparative Nonprofit Sector Project durch Salamon und Anheier formuliert.[1] Nach dieser Definition sind NPO:

- Formell strukturiert: Die formelle Struktur kann durch regelmäßige, festgelegte Abläufe oder durch eine eigenständige Rechtsform festgelegt sein.
- Organisatorisch unabhängig vom Staat: D.h. sie sind kein Bestandteil des Staatsapparates oder werden durch diesen beeinflusst. Ihre Verwaltung ist eigenständig und ihre Leistungsgremien unabhängig.
- Nicht gewinnorientiert: NPO dürfen Überschüsse erwirtschaften, dürfen diese aber nicht an Eigentümer oder Geschäftsführer ausschütten, sondern müssen diese in die Organisation zur Missionserfüllung reinvestieren (Nichtausschüttungs-Restriktion).
- Autonom: Die Organisation hat die vollständige Kontrolle über ihre Tätigkeiten. Es gibt keine Kontrolle von außerhalb der Organisation.
- Freiwillig: Eine Mitgliedschaft und die Gabe von Spenden ist freiwillig. Hauptamtliche Mitarbeiter können den Großteil der Belegschaft stellen, wichtig ist nur, dass ein freiwilliges Kontrollorgan besteht.[2]

---

[1] Vgl. Prof. Fünfgeld, S., Prof. Dr. Grobosch, M., Sipl. Oec. Mößner, S., (2010), S. 1
[2] Vgl. Zimmer, A., Freise, M., (2011)

1.2 Mitarbeiterstruktur von Nonprofit-Organisationen

Die Mitarbeiterstruktur stellt eine Besonderheit in Nonprofit-Organisationen dar. Während private und öffentliche Unternehmen ausschließlich aus hauptamtlichen Personal bestehen, besteht eine NPO zusätzlich aus unentgeltlich engagierten - sprich freiwilligen - Arbeitskräften. Diese Freiwilligkeit zeigt sich auch in der Personalstruktur.

Betrachtet man zunächst die strategische Ebene der Mitarbeiterstruktur, so wird eine Gliederung in ehrenamtlicher Vorstand und hauptamtliche Geschäftsführung deutlich. Der ehrenamtliche Vorstand ist das Leitungsorgan. Er wird demokratisch für eine bestimmte Zeit in ein Leitgremium und somit in ein Amt gewählt, weshalb auch vom Ehrenamt gesprochen wird. Er hat die strategische Verantwortung über die Organisation. Die hauptamtliche Geschäftsführung dagegen ist vertraglich an die Organisation gebunden und erhält für ihre Tätigkeiten ein Honorar. Ihr Verantwortungsbereich sind die operativen Aktivitäten der Organisation.

Auf der operativen Ebene wird das Personal in Festangestellte, Hauptamtliche und freiwillig Engagierte unterschieden. Festangestellte sind vertraglich an die Organisation gebunden und bekommen ihre Tätigkeiten vergütet. Im Vertrag wird die Vertragsdauer und die Intensität der Tätigkeiten festgelegt. Das Gegenteil dazu bilden die Freiwilligen. Sie sind weder vertraglich gebunden, noch erhalten sie ein Entgelt. [3]

1.3 Mitarbeitermotivation in Nonprofit-Organisationen

Nonprofit-Organisation sind nicht Gewinnorientiert, sondern dienen dem „guten Zweck". Somit fallen Gehälter nicht überdurchschnittlich hoch aus, da die Gelder so gut es geht in die Missionserfüllung investiert werden. Die Motivation der Mitarbeiter und auch der freiwilligen Helfer wird folglich nicht durch Geld bestimmt und hat andere Ursachen.

---

[3] Vgl. Sven Neumann (2004)

Mitarbeiter sind überwiegend intrinsisch motiviert. Ihr Anreiz ist der Zweck, den ihre Tätigkeit innewohnt. Sie erkennen ihre Arbeit als bedeutend und sinnbringend an, was dazu führt, dass sich die Mitarbeiter mit der Organisation identifizieren können.[4]

Aber auch extrinsisch motivierte Mitarbeiter finden sich in Nonprofit-Organisationen, wobei die Zahl Jener eher gering ist. Sie erhoffen sich durch ihre Arbeit einen Vorteil oder eine Belohnung oder möchten durch ihren Einsatz einer Bestrafung aus dem Weg gehen bzw. einen Nachteil vermeiden.[5]

Freiwillige Helfer haben dagegen andere Motive. Durch ihre freiwillige Arbeit können sie ihre eigenen Wertvorstellungen umsetzen und ihr Selbstwertgefühl verbessern, da die Tätigkeit ein Gefühl des „gebraucht Werdens" auslöst. Indem sie ihre Interessen verfolgen oder Neues entdecken, können die zudem Erfahrungswerte sammeln.

Ein eher eigennütziges Motiv ist das Knüpfen von Kontakten, das Erlernen von neuen Fähigkeiten oder das Durchprobieren von verschiedenen Berufen um ein bestimmtes Karriereziel zu erreichen.

Die Verbesserung des Sozialen Status kann ebenfalls motivieren. Durch ihr Engagement können Individuen soziale Kontakte knüpfen oder aber auch ihren Status verbessern, indem sie der Erwartungshaltung ihres sozialen Umfeldes entsprechen. Durch soziale Kontakte kann empfundene Einsamkeit überspielt werden und die Tätigkeit gibt Ablenkung für Menschen, die nicht über persönliche Probleme nachdenken wollen. Beides kann als Schutzfunktion gesehen werden und stellt ebenfalls ein Motiv dar.[6]

1.4 Maßnahmen zur Förderung der Mitarbeiterleistung und -motivation

Mit der Öffnung der Sozial- und Gesundheitsmärkte für private Anbieter bildete sich ein zunehmender Wettbewerb zwischen Nonprofit-Organisationen und privat erwerbswirtschaftlichen Organisationen. Um diesen Wettbewerbsdruck stand zu halten und um weiterhin auf den Märkten bestehen zu können mussten NPO Ordnungsprinzipien und Prioritäten auf neue Bereiche erweitern

---

[4] Vgl. Gabler Wirtschaftslexikon
[5] Vgl. Wirtschaftspsychologische Gesellschaft, (2017)
[6] Vgl. SOS Fachportal, (2015)

bzw. bereits vorhandene Bereiche ausbauen. Die Ökonomisierung erfolgte in den Bereichen Kundenzufriedenheit, Serviceorientierung, Leistungsbezogene Entlohnung und andere Anreize. Zudem orientierten sich NPO an betriebliche Effizienzkriterien und post-bürokratischen Organisationsformen und Verwaltungen und öffentliche Leistungsanbieter sollten nach dem Konzept wirtschaftlicher Organisationen gestaltet werden.[7]

Diese Maßnahmen erfordern, dass Mitarbeiter die benötigten Qualifikationen erhalten. Voraussetzung dafür ist allerdings, dass Mitarbeiter gewillt sind sich weiterzubilden und auch effektiv zu arbeiten. Der Schlüssel dazu liegt in der Motivation der Mitarbeiter. Die Maßnahmen zur Motivationsförderung und somit zur Leistungssteigerung können aus immateriellen und materiellen Anreizsystemen bestehen.[8]

Zu den immateriellen Anreizen gehört eine offene Informationspolitik gegenüber den Mitarbeitern. Diese stets über wichtige Vorgänge, Erfolge und Zukunftspläne zu informieren, wirkt sich positiv auf den Erfolg des Unternehmens aus. Des Weiteren ist die Mitarbeiterpartizipation eine Motivationsmöglichkeit. Das Berücksichtigen der Meinung niedrig gestellter Mitarbeiter in der Entscheidungsfindung trägt dazu bei, dass sich Mitarbeiter mit der Organisation identifizieren, und die Chance erhalten, aktiv bei Entscheidungen mitzuwirken. Nicht zu vergessen ist eine angenehme Arbeitsatmosphäre. Besonders wichtig für eine Nonprofit-Organisation ist allerdings die Erfüllung des Förderzwecks. Die Zielsetzung ist im Sinne des Gemeinwohls und kann eine intensive Identifikation mit der beruflichen Tätigkeit mit sich bringen.

Zu den wichtigsten materiellen Anreizen gehört der Lohn. Je höher dieser ausfällt, desto höher steigt die Motivation. Das Problem hierbei: NPO verfügen nicht über die Ressourcen, um qualifizierte und motivierte Mitarbeiter angemessen zu entlohnen. Um dem entgegenzuwirken können NPO zumindest eine leistungsgerechte Entlohnung anstreben. Diese kann durch Erfolgsbeteiligungen oder Incentives durchgesetzt werden. Das Ziel der Erfolgsbeteiligung ist es, die Arbeitsleistung, Produktivität, Einsatzbereitschaft, das Kostenbewusstsein und die Identifikation mit dem Unternehmen zu steigern. Incentives sind Motivationsinstrumente oder Belohnungen in Form von

---

[7] Vgl. Hasse, R., (2009), S. 98-100
[8] Vgl. Urselmann, M., (2006), S. 98-102

Geschenken oder Veranstaltungen für Mitarbeiter, Kapitalgeber, Spender oder andere Zielgruppen. Ein weiterer wichtiger materieller Anreiz sind die Aufstiegsmöglichkeiten, die angeboten werden. Die Aussicht auf eine höhere Position mit mehr Verantwortung, motiviert zielstrebige Mitarbeiter zu erhöhten Leistungen um ihre Ziele zu Erreichen.

2 Aufgabe C2

Merkmale öffentlicher Unternehmen

Öffentliche Unternehmen finden sich in nahezu allen Handlungsfeldern und in allen Bereichen der öffentlichen Verwaltung. Dazu zählen die Gebietskörperschaften Bund, Länder, Gemeindeverbände und Gemeinden. Sie sind Wirtschaftsgebilde, die der Trägerschaft der öffentlichen Hand zuzurechnen sind und übernehmen öffentliche Aufgaben im Bereich der Daseinsvorsorge. Zwei wesentliche Merkmale kennzeichnen öffentliche Unternehmen:

Zum einen verfügen sie über ausreichendes Eigenkapital, das zum Teil über Märkte reproduzierbar ist. Sie erzeugen Leistungen, die sie veräußern können, um Umsätze zu erzielen und sich selbst zu finanzieren. Somit sind sie unabhängig von ihren öffentlichen Träger und belasten diesen nicht finanziell. Zum anderen haben öffentliche Unternehmen eigene Handlungsspielräume, die sie nicht nur finanziell, sondern auch organisatorisch von ihren öffentlichen Trägern trennen.[9]

Neben diesen Freiheiten gibt es allerdings auch Einschränkungen. Gebietskörperschaften können nicht wahllos Unternehmen betreiben, erweitern oder errichten, sondern müssen sich dabei an gewisse Richtlinien halten. Zu diesen zählt, dass das Unternehmen einen öffentlichen Zweck erfüllen muss, in einem angemessenen Verhältnis zu ihrer Leistungsfähigkeit stehen muss und dass der Zweck des Unternehmens nicht besser und wirtschaftlicher durch private Dritte erreicht werden kann. Außerdem gilt das Örtlichkeitsprinzip. Demzufolge muss die Tätigkeit mit dem Bedarf der örtlichen Gemeinschaft im Zusammenhang stehen.[10]

---

[9] Vgl. Economia48 (2009)
[10] Vgl. Landesdirektion Sachsen (2015)

Das Zielsystem öffentlicher Unternehmen

Öffentliche Unternehmen unterliegen meist einer Instrumentalfunktion, deren Zweck es ist, öffentliche Aufgaben zu erfüllen bzw. dabei zu helfen politisch gesetzte, gesamtwirtschaftliche oder soziale Ziele zu verwirklichen. Die öffentlichen Aufgaben und die Ziele orientieren sich dabei an den Bedürfnissen der Bevölkerung und dem Gemeinwohl. Die Ziele lassen sich in zwei Kategorien unterteilen: in Sach- und Formalziele. Sachziele dominieren in diesem System. Hierbei stehen die angestrebten Wirkungen der öffentlichen Tätigkeit im Vordergrund. Dazu zählen beispielsweise die Bedarfsdeckung oder dafür erforderliche Dienstleistungen nach Art und Menge. Sind zum Beispiel nicht genug Kitaplätze in einer Region vorhanden, müssen öffentliche Kindergärten gegründet werden um den Bedarf zu decken. Fehlt es an Personal zur Betreuung der Kinder, ist die öffentliche Hand dazu verpflichtet qualifiziertes Personal anzuwerben bzw. auszubilden um auch dieses Defizit zu beseitigen.

Eher zweitrangig im Zielsystem sind die Formalziele. Sie bestehen aus den klassischen Gewinn, Rendite und der Wirtschaftlichkeit und beschreiben eher Nebenziele, so zumindest in der Theorie. In der Praxis gewinnen Formalziele aufgrund der knappen Kassen der öffentlichen Hand immer mehr an Bedeutung. Die Erfüllung des spezifischen Unternehmenszwecks steht zwar immer noch im Vordergrund, allerdings ist es notwendig, dass das Unternehmen über ausreichende Mittel verfügt, um diesen Zweck auch gerecht werden zu können. Die ausschließliche Gewinnerzielung bei der Führung von Unternehmen ist untersagt, dennoch verlangen die Gemeindeordnungen, dass die Unternehmen einen Überschuss einbringen, der dem Haushalt der Kommune zugeführt werden soll. Die Folge ist, dass Unternehmen, je nach Vorgabe ihrer Träger, stärker formalziel- oder sachzieldominiert sein können. [11]

---

[11] Vgl. Bräunig, D., (1994), S. 471-478

Die Erfüllung öffentlicher Aufgaben im Gesundheitssektor durch öffentliche Unternehmen

Berücksichtigt man, dass öffentliche Unternehmen nicht nur als Leistungsanbieter, sondern auch als Kostenträger fungieren, so lässt sich feststellen, dass im Bereich der Kosten eine ähnliche Schwerpunktverlagerung stattfindet wie im Zielsystem öffentlicher Unternehmen. Aufgrund der finanziellen Engpässe der öffentlichen Hand werden zunehmend Maßnahmen getroffen, um Kosten zu senken oder ganz einzusparen, während die Qualität der Leistungen und die erwünschten Ziele mehr und mehr in den Hintergrund rücken. Doch obwohl man versucht die Kosten so gering wie möglich zu halten, bleibt die Sachzieldominanz weiterhin bestehen.

Die angeführte Sachzieldominanz kommt dem Handlungsspielraum der öffentlichen Unternehmen allerdings wenig zugute. Durch die Vorgabe von Leistungsdefinitionen, dem Örtlichkeitsprinzip oder administrative Preise sind öffentliche Unternehmen räumlich beschränkt, dürfen nur das gesetzlich festgelegte Leistungsspektrum anbieten und keine Entgelte verlangen. Erwerbswirtschaftliche Unternehmen dagegen, können sich günstige Standorte suchen, ihre Preise variieren, das Leistungsspektrum nach Belieben erweitern oder eingrenzen und sich somit dem Kunden anpassen.

Eine weitere Einschränkung der unternehmerischen Freiheit erfolgt durch die „Legalität und Gesetzmäßigkeit". Nach diesen Prinzipien ist die öffentliche Verwaltung als vollziehende Gewalt durch die Verfassung an Gesetze und Rechte gebunden. Das bedeutet für öffentliche Unternehmen, dass sie nur tätig werden dürfen, wenn eine gesetzliche Ermächtigung vorliegt. Das macht öffentliche Unternehmen zwar berechenbar und zuverlässig, allerdings könnte die Legalität jederzeit verabsolutiert werden, was zu einem langwierigen und unverständlichen Verwaltungshandeln führen kann. Die individuellen Bedürfnisse der Betroffenen würden dann schnell aus dem Fokus geraten. An dem Legalitätsprinzip ist zudem eine schriftliche Dokumentation gebunden, die von vielen Bürgern missbilligt wird. Lange Entscheidungsprozesse durch lange

Instanzenwege, eine Störung des horizontalen und vertikalen Informationsflusses oder eine Überlastung der Leistungsebene mit Koordinationsaufgaben werden hier zum Vorwurf gemacht.

3 Aufgabe C3

Entwicklungen im Gesundheitssektor

Als nach dem 1. Weltkrieg das Subsidiaritätsprinzip im Gesetz verankert wurde, um, mit Hilfe der Wohlfahrtsorganisationen, das Massenelend der Bevölkerung im Gesundheitssektor zu beseitigen, erhielten die Wohlfahrtorganisationen die Vorrangstellung bei der Erfüllung öffentlicher Aufgaben. Laut dem Subsidiaritätsprinzip soll der Einzelne, das, was er aus eigener Initiative und Kraft leisten kann, auch selbst bewerkstelligen. Erst wenn der Einzelne versagt, soll die nächst größere Einheit eingreifen. Somit obliegt es zunächst der Wohlfahrt, Defizite im Gesundheitssektor auszugleichen, wobei der Staat immer die Letztverantwortung für die Bedarfsdeckung gesundheitsbezogener Dienstleistungen trägt [12]. Ende des 20. Jahrhunderts kam es zum Korporatismusvorwurf. Die eigentlichen freien Träger und der Staat arbeiteten an vielen Stellen zusammen, wodurch sie mehr und mehr zusammenrückten, Kreativität und Problemlösungsvielfalt verloren gingen und die freien Anbieter zunehmend bürokratisch und unflexibel wurden. Der Korporatismusvorwurf und finanzielle Engpässe des Staates führten dazu, dass das Subsidiaritätsprinzip überdacht und der Gesundheitsmarkt in vielen Bereichen für privat-erwerbswirtschaftliche Leistungsanbieter geöffnet wurde. Die freie Wohlfahrtspflege verlor damit ihren Vorrang bei der Erfüllung der öffentlichen Aufgaben, da sie nun mit privaterwerbswirtschaftlichen Anbietern konkurriert. Für die freigemeinnützigen Einrichtungen bedeutet dies ein erhöhter Wettbewerb aber auch mehr Flexibilität, Bedarfsgerechtigkeit und höhere Kosteneffizienz.

Aufgrund dieser Entwicklungen stehen die freigemeinnützigen Einrichtungen vor ganz neuen Herausforderungen. Um sich im Wettbewerb mit den privaterwerbswirtschaftlichen Anbietern behaupten zu können, müssen neue betriebswirtschaftliche Konzepte entwickelt werden. Das betrifft vor allem die Themen Kundenorientierung, Marketing, Qualitätsmanagement und Kostenrechnung. Denn nur wenn die Leistungen für den Kunden zugeschnitten sind und das Preis-Leistungsverhältnis und die Qualität stimmen, sodass der

---

[12] Vgl. Gabler Wirtschaftslexikon

Kunde gewillt ist die Leistung in Anspruch zu nehmen, gelingt ein Halten bzw. ein Anwerben von Kunden.

Nonprofit-Marketing zur Unterstützung freigemeinnütziger Unternehmen

Mit der Öffnung des Marktes für erwerbswirtschaftliche Unternehmen und dem wachsenden Dritten Sektor, stehen Nonprofit-Organisationen in einem stetig wachsenden Wettbewerb nicht nur mit der Erwerbswirtschaft, sondern auch untereinander. Da ihnen grundlegende Ressourcen für die Missionserfüllung fehlen, konkurrieren sie ständig um Gelder und Freiwillige, die sie sich von Stakeholdern erhoffen.

Um potenzielle Stakeholder auf sich aufmerksam zu machen und zu beeinflussen, betreiben NPO Nonprofit Marketing. Definiert wird es als eine verbindliche Grundhaltung einer Nonprofit-Organisation und sämtliche Aktivitäten und Prozesse innerhalb der Organisation, mit dem Ziel, alle mittelbar und unmittelbar den Markt betreffenden Entscheidungen an den Bedürfnissen der Kunden und Stakeholder auszurichten[13].

Ein Mittel des Nonprofit Marketings ist die Marktforschung. Sie dient der Bestimmung komparativer Wettbewerbsvorteile und betrachtet folgende Bestimmungsfaktoren:

- Bedürfnisse und Probleme der (potenziellen) Kunden und Stakeholder
- Problemlösungs-Know-how der Wettbewerber: Wahrnehmung der Leistungen der Wettbewerber durch (potenzielle) Kunden und Stakeholder
- Eigenes Problemlösungs-Know-how: Wahrnehmung der eigenen Leistungen durch (potenzielle) Kunden und Stakeholder[14]

Eine Nonprofit-Organisation muss die Bedürfnisse und Probleme ihrer Stakeholder kennen, um ihre Leistungen ideal auf den Kunden zuschneiden zu können. Dabei ist zu beachten, dass die Probleme und Bedürfnisse aus der Perspektive des Stakeholders betrachtet werden. Das gleiche gilt auch für das eigene Problemlösungs-Know-how und dass der Wettbewerber. Aus Sicht der Stakeholder müssen die angebotenen Leistungen in Art und Umfang zu den

---

[13] Vgl. Gabler Wirtschaftslexikon
[14] Prof. Dr. Ingerfurth, S., (2016), S.33

Problemen der Kunden passen, wobei sich eine NPO mit einzigartigen Leistungen von den Anderen differenzieren muss. Erst wenn eine ausreichend große Anzahl an Kunden der Ansicht ist die NPO ist in der Lage ihre Bedürfnisse und Probleme auf beste Art und Weise zu bewältigen, kommt es zu einer Nachfrage, ohne die eine NPO nicht überleben könnte.

Marktforschung dient aber auch der Analyse der Beziehung der Organisation zum Staat und zum Markt. Marktcharakter und -entwicklung können ein ausschlaggebender Faktor für den Erfolg einer Nonprofit-Organisation sein. Das Marktvolumen, -wachstum oder die Marktposition können zum Beispiel Informationen über die Zahl potenzieller Kunden geben. Ein Marktvolumen mit einer sehr geringen Anzahl potenzieller Kunden oder ein stagnierender oder abnehmender Markt können das Unternehmen zum Scheitern verurteilen. SOS-Kinderdörfer zum Beispiel finden ihren Ursprung nach dem 2. Weltkrieg. Der Gründer Hermann Gmeiner wurde als Soldat mit dem Krieg konfrontiert und erlebte zum Kriegsende die Not und Verlassenheit der vielen Waisen, welche in überfüllten, kasernenartigen Heimen untergebracht wurden. Er erkannte das Problem der Kinder und das Bedürfnis der Gesellschaft, ihnen in ihrer Not zu helfen und gründete 1949 den Verein „SOS-Kinderdorf" und legte den Grundstein für sein erstes Waisenhaus. Kinderelend existierte allerdings nicht nur in Europa und so expandierte SOS-Kinderdörfer auf der ganzen Welt und noch heute sind Kinder in Not zahlreich vorhanden.

Ein zweiter Bereich des Nonprofit Marketings ist das Nonprofit-Markenmanagement. Es beinhaltet die Darstellung der Eigenschaften und Leistungen einer NPO durch Namen, Ausdruck, Zeichen, Symbol oder Designe und das Vorstellungsbild, das sich dadurch in der Psyche der Kunden bildet. Das Resultat ist eine Identifikation der Leistungen der Organisation und eine Abgrenzung zu den Wettbewerbern. Ein einprägsamer Markenname und ein Markenzeichen mit hohem Wiedererkennungswert sind hilfreich, um sich aus der Masse hervorzuheben und können die Loyalität und das Vertrauen der Kunden erhöhen und zu einem besseren Fundraising führen. Da die Marke dem Kunden Informationen über die Eigenschaften, Qualität und Leistungen liefert, reduziert sie für potenzielle Kunden das Risiko, sich für eine Spende oder eine Inanspruchnahme der Leistungen zu entscheiden, was die Bereitschaft dazu erhöht. Zudem dienen Marken dem Reputationsschutz, wodurch Krisenzeiten besser überstanden werden können.

Bleiben wir bei den SOS-Kinderdörfern, so wird auch hier das Markenmanagement deutlich. SOS-Kinderdörfer hat ein Leitbild, bestehend aus drei Grundsätzen:

- In Not geratenen Kindern eine Familie geben: „Jedes Kind braucht eine Mutter und wächst am natürlichsten mit Geschwistern in einem eigenen Haus innerhalb der Dorfgemeinschaft auf"[15]
- Ihnen helfen, ihre Zukunft zu gestalten in Kultur, Religion, Bildung und Erziehung
- Zur Entwicklung ihrer Gemeinde beitragen, um Familien zu stärken und ein Verlassen der Kinder zu vermeiden und um die Schulbildung und Gesundheitsversorgung der Kinder zu gewährleisten

Diese Grundsätze hat SOS-Kinderdörfer auch in ihr Logo eingebaut (s. Abb. 1), wodurch die Mission der Organisation für jeden sofort ersichtlich ist. Der Junge und das Mädchen, die einander zugewandt sind, stehen für die Kinder, Geschwister, die Gesellschafft und die Zugehörigkeit während die Pflanze in der Mitte das Wachstum der Kinder und ihre Zukunft symbolisiert. Die Marke ist in ihrem Designe und mit ihrer Botschaft weltweit einzigartig und löst bei den Stakeholdern Vertrauen aus.

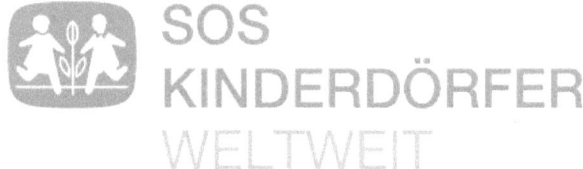

Abbildung 1 - SOS-Kinderdörfer
(Quelle: www.sos-kinderdoerfer.de)

Eine besondere Form des Marketings ist das Cause-Related Marketing. Darunter versteht man eine Zusammenarbeit zwischen einer Nonprofit-Organisation und einem Unternehmen. Das Unternehmen erhofft sich durch die Zusammenarbeit eine Verkaufssteigerung und im Gegenzug spendet es über einen bestimmten Zeitraum einen gewissen Betrag an die Organisation. Das

---

[15] Sos-Kinderdoerfer (2016)

bildet eine wichtige Einnahmequelle und sichert für den festgesetzten Zeitraum das Überleben der NPO. Zudem steigert es den Bekanntheitsgrad der Organisation, da das Unternehmen meist Werbekampagnen zur Begleitung der Marketingkampagne durchführt. Die Zusammenarbeit mit Anbietern von Luxusgütern ermöglicht NPO zudem einen Zugang zu zahlungskräftigen Kunden, die als Spender gewonnen werden können.

Firmen wie „Charity Bags" oder „Thorka/Mc Neill" unterstützten zum Beispiel SOS-Kinderdörfer mit einem festgesetzten Beitrag pro verkauften Artikel.

Nachteile von zu stark angewandten Nonprofit-Marketing

Nonprofit-Marketing ist nicht immer positiv zu werten. Ein zu starker Gebrauch kann Kunden und Stakeholder zu der Frage veranlassen, warum Spendengelder in Marketing investiert werden, obwohl sie für die Missionserfüllung gedacht sind.

Starke Marken können eine Kooperation zwischen Nonprofit-Organisationen erschweren oder gar verhindern, was zu einem schädlichen Wettbewerb führen kann. NPO können sich dadurch zum Markenmanagement gezwungen fühlen, obwohl der direkte Kunde keinen Nutzen davon hat.

Bei der Zusammenarbeit mit Unternehmen werden NPO mit dem Ruf der Unternehmen in Verbindung gebracht. Machen die Unternehmen im Zeitraum der Kooperation negative Schlagzeilen, kann dies auch auf die Organisation zurückfallen. Zudem kann der NPO eine Abhängigkeit vom Unternehmen zum Vorwurf gemacht werden, wodurch eine Beeinflussung stattfinden könnte.

Kritisch bei der Zusammenarbeit mit Luxusgütern ist, dass die Identifikation der Freiwilligen und Mitarbeiter mit der Organisation sinken kann, was sich sowohl negativ auf das Fundraising also auch auf die Effektivität der Mitarbeiter auswirken kann. Zudem besteht die Gefahr der Kommerzialisierung, was oft auch mit einem „Mission Drift" in Zusammenhang gebracht wird. Dabei gerät die eigentliche Mission in den Hintergrund und Ressourcen werden in einem zu großen Ausmaß für kommerzielle Aktivitäten verwendet.

Abschließend sei gesagt, dass Nonprofit-Marketing, moderat angewendet, die Nonprofit-Organisation in ein positives, öffentliches Licht rücken kann und den

Bekanntheitsgrad erhöht. Es kann durch unterschiedliche Instrumente eine hohe Zahl an Kunden und Stakeholdern erreicht werden und zu einem besseren Fundraising führen. Somit kann Nonprofit Marketing die Existenz von Nonprofit-Organisationen sichern.

Literatur-/Quellenverzeichnis

Bräunig, D. (1994). Zu Zielsystem und Leistungsindikator öffentlicher Unternehmen. *Zeitschrift für öffentliche und gemeinwirtschaftliche Unternehmen* , S. 471-478.

extrinsische Motivation. (29. 11 2017). Abgerufen am 02. 01 2018 von Lernpsychologie: http://www.lernpsychologie.net/motivation/extrinsische-motivation

Hasse, R. (2009). Ökonomisierungstendenzen bei Nonprofits, Grossunternehmen und Start-ups - eine theoriegeleitete Diskussion empirischer Trends. In M. Endreß, & T. Matys, *die Ökonomisierung der Organisation - die Organisation der Ökonomiesierung* (S. 98-100). Wiesbaden: GWV Fachverlag GmbH.

Intrinsische und extrinsische Motivation. (2017. 11 29). Abgerufen am 02. 01 2018 von Wirtschaftspsychologische Gesellschaft: https://wpgs.de/fachtexte/motivation/intrinsische-und-extrinsische-motivation/

Motivation von Freiwilligen. (29. 05 2015). Abgerufen am 02. 01 2018 von SOS Fachportal: https://www.sos-fachportal.de/paedagogik/fachthemen/freiwilligesengagement/motivation

Neumann, S. (2004). *Personal und Personalmanagement in NPO*. Berlin: Diskusionspapiere zum Nonprofit-Sektor.

öffentliche Unternehmen. (28. 10 2009). Abgerufen am 11. 01 2018 von Economia48: http://www.economia48.com/dcu/d/oeffentliche-unternehmen/oeffentliche-unternehmen.htm

Prof. Dr. Helmig, B. (kein Datum). *Nonprofit-Marketing*. Abgerufen am 30. 01 2018 von Gabler Wirtschaftslexikon: http://wirtschaftslexikon.gabler.de/Definition/nonprofit-marketing.html

Prof. Dr. Ingerfurth, S. (2016). *Besonderheiten von Nonprofit-Organisationen*. Riedlingen: SRH Fernhochschule Riedlingen.

Prof. Dr. Maier, G. W. (kein Datum). *intrinsische Motivation*. Abgerufen am 02. 01 2018 von Gabler Wirtschaftslexikon: http://wirtschaftslexikon.gabler.de/Definition/intrinsische-motivation.html

Prof. Dr. Proeller, I. (kein Datum). *Öffentliche Unternehmen.* Abgerufen am 2018. 01 11 von Gabler Wirtschaftslexikon: http://wirtschaftslexikon.gabler.de/Definition/oeffentliche-unternehmen.html

Prof. Fünfgeld, S., Prof. Grobosch, M., & Dipl. oec. Mößner, S. (2010). *Der unsichtbare Sektor.* Stuttgard: Oldenburger Wissenschaftsverlag.

Sachsen, L. (Hrsg.). (30. 01 2015). *Kommunales Wirtschaftsrecht - Allgemeines.* Abgerufen am 30. 01 2018 von Landesdirektion Sachsen : https://lds.sachsen.de/kommunal21/index.asp?ID=143&art_param=25

SOS-Kinderdörfer. (04. 02 2016). *Leitbild.* Abgerufen am 30. 01 2018 von sos-Kinderdoerfer: https://www.sos-kinderdoerfer.de/informationen/organisation/leitbild

Sozialstaat. (2011). Abgerufen am 25. 01 2018 von Bundeszentrale für politische Bildung: http://www.bpb.de/nachschlagen/lexika/pocket-politik/16561/sozialstaat

Subsidiaritätsprinzip. (kein Datum). Abgerufen am 25. 01 2018 von Gabler Wirtschaftslexikon: http://wirtschaftslexikon.gabler.de/Archiv/7930/subsidiaritaet-v20.html

Urselmann, M. (2006). *Erfolgsfaktoren im Fundraising von Nonprofit-Organisationen.* Saarbrücken: Deutscher Universitäts-Verlag.

Wohlfahrtspflege, B. d. (kein Datum). *Selbstverständnis.* Abgerufen am 25. 01 2018 von Bundesarbeitsgemeinschaft der Freien Wohlfahrtspflege: http://www.bagfw.de/ueber-uns/freie-wohlfahrtspflege-deutschland/selbstverstaendnis/

Zimmer, A., & Freise, M. (06. 07 2011). *Personalmanagement in NPOs.* Abgerufen am 22. 12 2017 von stiftungsverbund-westfalen: http://www.stiftungsverbund-westfalen.de/download/ZimmerFreise_Personalmanagement_in_NPOs.pdf

Zimmer, A., & Priller, E. (2000). *Der deutsche Nonprofit-Sektor im gesellschaftlichen Wandel.* Münster: Münsteraner Diskusionspapiere zum Nonprofit-Sektor - Nr. 3.

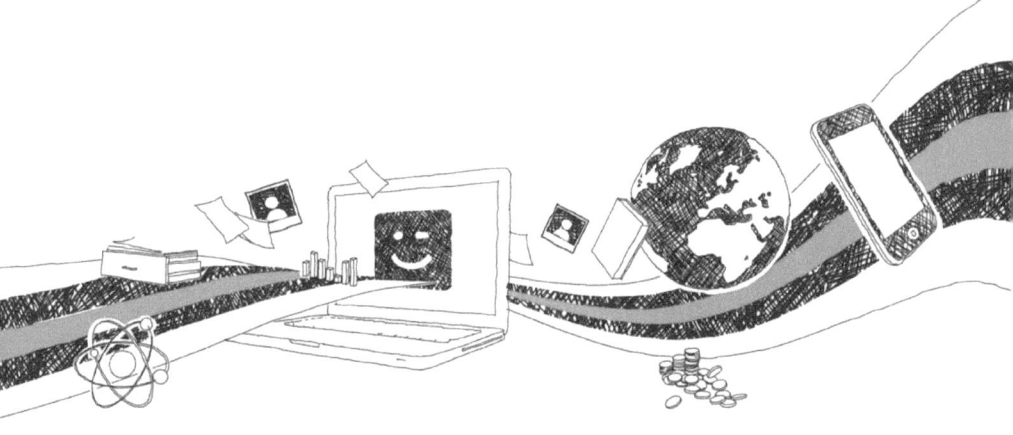
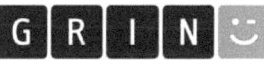